健康・化学まめ知識シリーズ 7

ヒトケミカル
――カラダの機能を調節して健康寿命を延ばす――

著者　寺尾啓二

目次

ミトコンドリアと三大ヒトケミカル

- ●日本人はもともと短命だった。　3
- ●介護の問題　4
- ●いかに健康寿命を延ばすかということが重要　5
- ●酵素とヒトケミカル　6
- ●真核細胞の進化　8
- ●ミトコンドリアと AMPK　11
- ●ヒトケミカルはビタミン，ミネラルとともに重要な機能性栄養素　13
- ●三大ヒトケミカル　15
- ●ヒトケミカルは 20 歳から減少　17

カラダの機能を調節して健康寿命を延ばす
ヒトケミカルとヒトケミカルの組み合わせ

その 1 . CoQ10 と L- カルニチンによる脂肪燃焼促進相乗作用　22

その 2 . R- α リポ酸と L- カルニチンによる生活習慣病予防　26

その 3 . 自立高齢者と入院高齢者の CoQ10 と L- カルニチンの血中レベルの違い　30

その 4 . CoQ10 と RALA の組み合わせによる抗疲労および持久力向上作用、そして、三大ヒトケミカルの組み合わせの総まとめ　34

ミトコンドリアと三大ヒトケミカル

●日本人はもともと短命だった。

　戦前の日本人の寿命は50歳でした。その当時、すでに北欧の人々の平均寿命は70歳を越えていました。長寿国と日本の平均寿命は20年もの大きな差があったのです。その一番大きな原因というのが動物性タンパク質不足、つまり動物の肉をあまり食べてこなかったということでした。日本人は、どちらかというとお米と野菜中心で、タンパク源としては、わずか魚を食べているくらいのものでした。

　私は30年前、ドイツにある総合化学メーカーのワッカーケミー社に入社し、ドイツ・ミュンヘンに約1年間住んでいました。食事の好みは人によって厳密には違うかもしれませんが、ドイツに住むようになって一週間もしないうちに私は白米のごはんが食べたくて仕方なくなり、日本人はやはりお米がないとダメだなと思ったものでした。それと同時に、ドイツの料理を毎日食べていると、日本の家庭では動物の肉をそんなに食べていないということにも気付かされました。

　現在の日本人の肉類摂取量は戦前と比較すると5倍以上となっています。肉類摂取量が増えて、動物性タンパク質を十分補えるようになり、2014年（平成26年）の日本人の平均寿命は男性が80.50歳、女性が86.83歳、女性は世界第1位、男性は第3位、男女を合わせた統計で第1位となりました。

　それはそれでうれしいことですが、健康寿命を見ると、残念ながら男性は9年、女性は12年から13年という日本人特有の長い不健康な期間があるのです。実はここが大きな問題なのです。

3

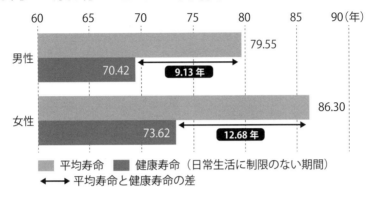

図 1-1. 長寿国なのに健康寿命が短い不幸

●介護の問題

　私の母親は岡山に一人で住んでいました。しかし、認知症を患い、要介護4の認定を受けました。そこで1年半前、私が月の半分、弟が月の半分を母といっしょに過すことを決めました。最近の母はちょっと認知症の症状が重くなってきていて、誰かが一緒にずっと付き添っていないと何をするか分からない、たとえ、わずか1時間でも離れられない状態なのです。

　土曜日なのでちょっと近くの温泉にでも入ってきたいなと思っても、行き返りで30分、おふろに1時間程度かかります。それで帰ってくると大変な状態になっていることがあります。徘徊の末、玄関先で転んだ状態でそのままになっていたりします。このように介護の問題はシビアです。

日本人の平均寿命が80歳を超えたのは最近のことですから自分の母親の世代である80代や90代の多くの高齢者が介護をうけている初めての世代となっています。私の祖父母は結構早く亡くなっていたので、母が親を介護することはありませんでした。そして、それが世間一般的でした。母親の世代が介護をうける初めての世代ということは、自分の世代、50代や60代は初めての介護をする世代となるわけです。

●いかに健康寿命を延ばすかということが重要

　介護する世代になって思うのですが、自分が、じゃあ80歳になったときに娘に介護してもらうかというと、自分は絶対それは避けたいと思うのです。たとえば、自分は死ぬ前日までテニスをしていて次の日に一瞬にして逝きたいと思うのです。実際に寿命が来るまでそのような健康な状態を保っている人もいるわけです。

　日本人の生涯医療費は約2600万円です。その生涯医療費の半分が70歳以降に使われているのです。あたりまえの話ですが、つまり不健康になった時から医療が必要になるのです。2025年に寝たきり要介護高齢者は520万人になると推定されています。寝たきりの人が年々、急増しています。そうなると介護をする人を加えると、その倍の１千万人以上の人たちがどちらかというと不幸な状態の生活をおくることになるのです。そこまで考えるといかに健康寿命を延ばすかということがすごく重要なこととわかると思います。

　日本の寝たきり高齢者数は米国の５倍です。米国の人口は日本の３倍ですので、日本人の寝たきり高齢者になる確率は15

倍高いことになります。その原因は、米国では機能性食品やサプリメントの効果効能がある程度謳えるのですが、日本では、どんなに健康にいい機能性素材であってもこれが健康にいいですよとは薬機法の関係で言えないのです。その結果、病気になって後、病気を治すために医療費を使うことになります。本当は病気にならないようにしないといけないのにそれができないでいるわけです。

●**酵素とヒトケミカル**
　酵素は、私たちの生命を維持する上でもっとも大切なものの一つです。私たちの体の中で作られる、いわゆる体内酵素は代謝酵素と消化酵素の二つに分けられます。**図1-2**に代謝酵素と消化酵素の役割を示しておきます。

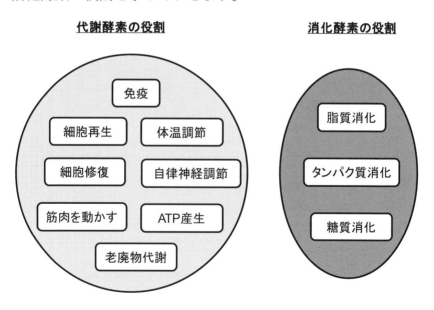

図 1-2.　代謝酵素と消化酵素の役割

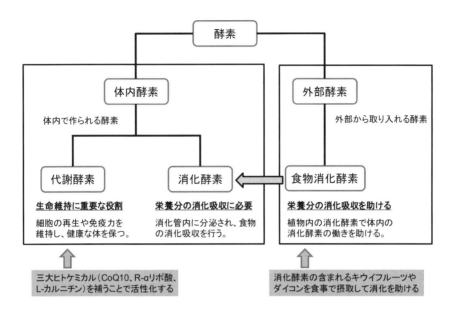

図 1-3. 三大ヒトケミカルで代謝酵素の活性化

　酵素は60兆個の細胞すべてに含まれています。酵素は遺伝子（DNA）の指令によって生命維持に必要なタンパク質やホルモン、そして、酵素を作っています。細胞は血管から運ばれてきた栄養素を取り込み、さまざまな生体維持に必要な物質を作り出し、細胞外に放出しています。酵素も生体維持に必要な物質ですので、代謝酵素も消化酵素も細胞の中で作られています。代謝酵素は体内で働く酵素ですので外部から取り入れることができませんが、消化酵素は消化管内で働いていますので外部から取り入れることも可能です。体内で作られる代謝酵素と消化酵素を合わせたトータル体内酵素生産量は一定ですので、消化酵素を外部から取り入れることで代謝酵素の体内生産量を増やすことができます。また、代謝酵素の働きを助ける栄養素には三大ヒトケミカルの補酵素コエンザイムQ10（CoQ10）、R-α

リポ酸、L-カルニチン、ビタミンB群、そして、ミネラルのマグネシウム、亜鉛があります。

　この中で、ビタミンB群やミネラルは食事で摂取できるのですが、ヒトケミカルはもともと体内で作られていて20才を境に減少していきますので食事だけでは十分な量を摂取できないためサプリメントで補う必要があります。特に、食事で補うことのできない体内に存在する代謝酵素を働きやすい環境にするためには三大ヒトケミカルの摂取は大変有効です。この三大ヒトケミカルの不足を補うことで代謝酵素は効率的に働き、生命維持に重要な役割を担い、寝たきりという不健康な状態を回避し、健康寿命を延伸できるのです。

●真核細胞の進化

　ヒトケミカルという言葉自体がまだ浸透しているわけではないので、ヒトケミカルの話をすると誰もがそれなに？　ということになります。

　ヒトケミカルというものを説明するとしたら、まず、ミトコンドリアを説明する必要があります。ミトコンドリアを説明するとなると真核細胞について少し説明する必要があります。ということで、まずは細胞についてのお話です。

　細胞ってどのようにして生まれてきたのでしょうか？　いろいろと学説はありますが、その一つに『あるときシンギュラリティが起こった。』との説があります。シンギュラリティというのは、たとえば人が人を超える、ロボットがあらわれるとか

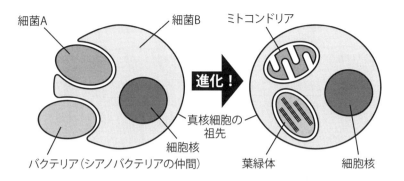

20～15億年（46億年？）前、酸素と糖を使ってエネルギーを作る細菌Aを細菌Bが飲み込んだ。細菌Aはエネルギーを細菌Bに与える代わりに細菌Bから安全な場所とエネルギー産生に必要な糖を提供してもらい生き延びた。細菌Bは進化して真核生物に、細菌Aがミトコンドリアとなる。

ミトコンドリアを手に入れた真核細胞は、その後、複雑な生命へと飛躍的に進化する。しかし、同時に、ミトコンドリアは、進入した宿主の健康の鍵を握ることとなった！！

図 1-4. 真核細胞の進化の歴史（シンギュラリティ）

いう大きな変化が起こる特異的現象を示す言葉です。はるかに遠い昔、20〜46億年前にシンギュラリティが起こったのです。当時は細菌が無数にいるだけで真核細胞とかは存在していませんでした。でも、ある時、酸素と糖からエネルギーをつくるような細菌Aがいてそれが細菌Bに飲み込まれました。飲み込まれた後、細菌Bと細菌Aはお互いに共生しようということになりました。その時に細菌Aはミトコンドリアへと変化したのです。その時点で真核細胞は生まれました。そこから瞬時に真核細胞から複雑に細胞が組み合わさって人を代表とする複雑な細胞からなる生き物が生まれたのでした。

今では髪の毛さえ残しておけばそこからDNAを採取できま

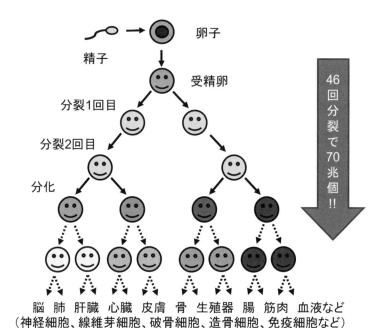

図 1-5. 細胞（受精卵）は分裂と分化を繰り返しヒトを形成

す。そして、そこから精子でも卵子でもつくることができるのです。精子と卵子があわさって受精卵ができ、分裂分化を繰り返し、神経細胞、線維芽細胞などさまざまな細胞が作られていき、その結果、人が形成されます。最終的に成人になるまでに、人の細胞は60兆個だとか70兆個まで増えると言われています。それが20歳をピークに減り始めます。その減少速度は人によって異なります。人の生活習慣が大きく影響するようです。減少する要因としては酒を飲みすぎる、煙草を喫いすぎる、運動はしない、といったことが挙げられます。そのような健康にマイナスの生活習慣を重ねる人たちは70歳前後には細胞の数が足りなくなって死んでいくわけです。

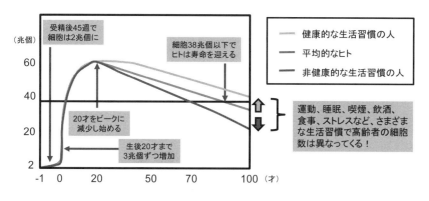

図1-6. 年齢によるヒトの細胞数の変化（イメージ）

　健康習慣に気をつけて順調にいけば健康状態を維持して100歳位までは生きられるわけです。

● **ミトコンドリアとAMPK**

　ミトコンドリアは細胞内のエネルギーを生産しているところです。ミトコンドリアは一つの細胞に100〜3000個存在しています。人の体の中にあるミトコンドリアをすべて全部かき集めたらどのくらいの重さになると思われますか？ ちょうど体重の1割、体重60キロの人は6キロものミトコンドリアを持っているのです。

　ミトコンドリアでエネルギーを生産することで細胞は元気よく生きていられます。ミトコンドリアさえしっかりしていればメタボリックシンドロームになることはありません。実はミトコンドリアの働きが悪くなることがメタボリックシンドロームの原因なのです。エネルギーが生産されないということは糖質

体重の1割を占める（体重60キロの人は 6キロのミトコンドリアを持つ）
（肝細胞では全体の体積の22％はミトコンドリア）

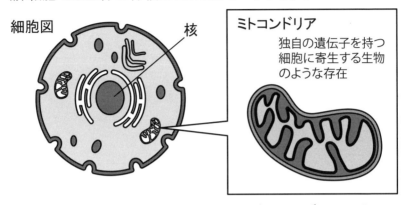

図 1-7. 細胞あたりのミトコンドリア数は数百個〜数千個

とか脂質がそのまま体内に残ってしまうことを意味しています。ミトコンドリアが糖質と脂質をエネルギーに変換してくれれば問題ないのですが、これらのエネルギー代謝が乱れることによってメタボリックシンドロームが起こるわけです。

　ミトコンドリアでしっかりとエネルギー生産するためには運動が大変重要です。運動すると当然のことながらエネルギー、つまり、ATPが使われます。ATPが消費されればAMP/ATPの比が増加することになります。ここで、AMPとは何か聞いたことのない人のためにAMPについて説明しておきます。エネルギーのATPはアデノシン三リン酸（Adenosine Tri Phosphate）のことでした。そのATPからエネルギーが使われ、三つあったリン酸が一つになった状態をアデノシン一リン酸（Mono Phosphate）と呼びます。このAMP/ATP比が増加し、エネル

ギー不足となった時、AMPK（AMP-activated protein kinase）というタンパクが活性化され、ミトコンドリアにおいて脂肪を燃焼させ、ATPは生産されます。つまり、運動すれば脂肪は燃焼しATPが作られるわけで、メタボ回復には運動がいいでしょうという話です。

　もう一つAMPKの活性化が重要な点はミトコンドリアを増やすことです。つまり、運動はAMPKを活性化することによって脂肪を燃焼しエネルギーを作るとともにミトコンドリアを作れという指令を出すことでミトコンドリアが増えてくるのです。

　運動することでミトコンドリアが増えれば、増えた分、糖質と脂質からエネルギーを作ってくれるのでメタボリックシンドロームを解消してくれる体となるのです。

●ヒトケミカルはビタミン,ミネラルとともに重要な機能性栄養素

　コエンザイムQ10（CoQ10）、R-αリポ酸、L-カルニチンは何れもミトコンドリア内でATP生産に係わっている三大ヒトケミカルです。L-カルニチンは脂肪を、R-αリポ酸は糖を代謝してATP生産に必要なアセチルCoAという物質に変換するために必要な物質であり、CoQ10はATP生産の最終工程の電子伝達系で働いています。

　栄養学ではエネルギー生産栄養素の三大栄養素、炭水化物、脂質、タンパク質、次に機能性栄養素のビタミンとミネラルを加えて五大栄養素といいます。そこに私が加えてほしいのがヒトケミカルです。ビタミンやミネラルとともにヒトケミカルも体の機能を調節する栄養素だからです。また、現在の栄養学では食物繊維とファイトケミカルを加えて七大栄養素と呼びます。

ヒトケミカル　　◀━━━━▶　　ファイトケミカル	
➤ CoQ10	➤ クルクミン（ウコン）
➤ R-αリポ酸	➤ レスベラトロール（ワイン）
➤ L-カルニチン	➤ イソフラボン（大豆）
	➤ フェルラ酸（米）
	➤ ケルセチン（たまねぎ）
	➤ AITC（ワサビ）
	➤ ・・・・・・・・・・・・・・

図 1-8.　フィトケミカルでないヒトケミカル？

このファイトケミカルはほとんどの場合、抗酸化物質です。特定のファイトケミカルを製造している各社はそれぞれが取り扱っている抗酸化物質が最も健康増進効果のある物質として紹介しています。たとえば、サントリーだったらセサミン、インド人はクルクミン、日本人はイソフラボン、北欧ではワインにふくまれるレスベラトロールです。実際にはさまざまなファイトケミカルを効能効果の高低を決めることは出来ません。ある機能性成分が摂取されていなくても、ほかの抗酸化物質で補うことが出来るので、特定の成分を摂取しなければならないということではないのです。

　体の機能を調節する機能性栄養素のビタミンとミネラルは体内で作られないため外部から摂取しないとヒトは生きていけません。一方、同様に体の機能を調節するヒトケミカルは体内で生産されていますので、サプリメントで摂取しなくても生きていけないことはありません。しかしながら、20歳からその生

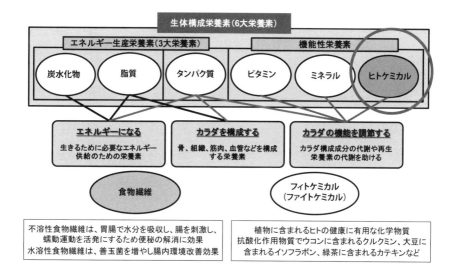

図1-9. 7大栄養素ではなく・・8大栄養素？

産量は減少するので、その減少が原因で、エネルギーは生産し難くなり、老化は進行していきます。20歳からのヒトケミカルの摂取は健康寿命を維持するために大変重要です。したがって、私はヒトケミカルを栄養素カテゴリーの中に加えるべきだと主張しています。基礎栄養学の教科書において、これまでは七大栄養素とされていましたが、今後は機能性栄養素のカテゴリーにヒトケミカルを含めた八大栄養素を記載していただきたいと願っています。

●三大ヒトケミカル

わたしは三大ヒトケミカルとして、ヒトケミカルを三つに絞っています。しかし、実は三成分以外にも体の中に作られていて年齢とともに減少する広義のヒトケミカルは沢山あります。

三大ヒトケミカル		広義のヒトケミカル

- CoQ10
- R-αリポ酸
- L-カルニチン

- グルタチオン
- SOD
- 成長ホルモン
- テストステロン
- 各種神経伝達物質
- コラーゲン
- コンドロイチン硫酸
- ヒアルロン酸
- ・・・・・・・・・・・・

図1-10. 広義のヒトケミカル

　しかしながら、ここではミトコンドリアの中でエネルギー産生作用と抗酸化作用を有するコエンザイムQ10とR-αリポ酸とL-カルニチンをヒトケミカルと定義しています。
　細胞内の良質ミトコンドリア数を増やし、そのミトコンドリアのなかでヒトケミカルが機能すればヒトは健康寿命を延ばすことができます。
　三大ヒトケミカルは何れも医薬品成分でもあります。一般に合成医薬品は、ほとんどの場合、天然物質ではない新しい構造をもったものが開発されていますが、人の体にもともと存在していた天然物質が医薬品になった点が三大ヒトケミカルに共通しています。また、もう一つの共通点は医薬品から食品に利用されるようになったところです。

●ヒトケミカルは20歳から減少

　三大ヒトケミカルは20歳からその生産量は減少しますが、ヒトケミカルと同様に20歳から生産量が減少する相関性のある生体内物質があります。コラーゲン、筋肉、基礎代謝、成長ホルモン、性ホルモン、免疫細胞などですが、三大ヒトケミカルの減少がこれらの生産量を減少させているものと考えられます。その点でも、健康寿命を延ばすためには三大ヒトケミカルの摂取が重要であると考えられます。

CoQ10（ATP産生）

R-αリポ酸（糖代謝）

L-カルニチン（脂肪代謝）

生体内に存在しているが年齢とともに減少する（20歳から）

医薬品として開発された後に食品素材として認可

エネルギー産生促進作用で60兆個の細胞を活性化

健康寿命が短い日本人の体質はこの三大ヒトケミカル不足が原因！

図1-11.　エネルギー産生のための三大ヒトケミカルの共通点

17

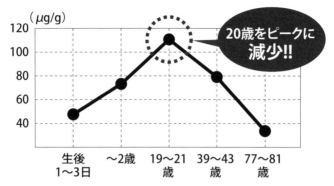

図 1-12. ヒトケミカルは 20 歳から減少

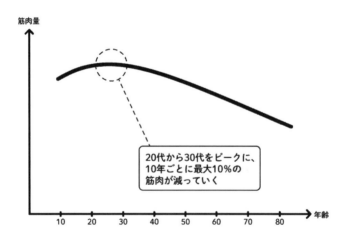

図 1-13. ヒトケミカルとともに筋肉量も減少

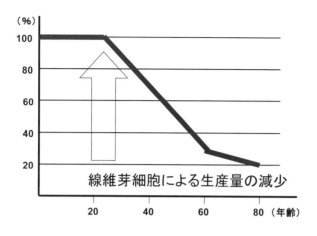

図 1-14. ヒトケミカルとともにコラーゲンも減少

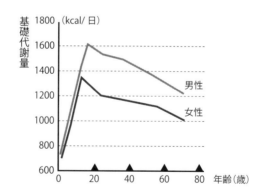

図 1-15. ヒトケミカルとともに基礎代謝も減少

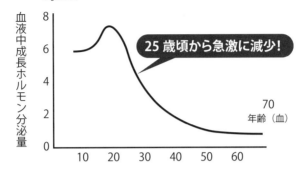

成長ホルモンは、肌・筋肉・脳を活性化してくれる、まさに"若さのモト"といえるホルモン。右のグラフからもわかるように、分泌量は10代がピーク。20～30代に急激に減少。20代半ば頃から、急に肌の潤いが減少し、太りやすくなるのはこの分泌量の減少が原因。

成長ホルモンは成長と代謝に関与。

図 1-16. ヒトケミカルとともに成長ホルモンも減少

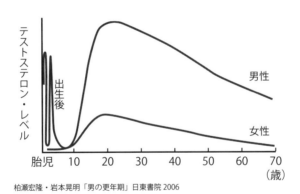

柏瀬宏隆・岩本晃明「男の更年期」日東書院 2006

男性ホルモン（テストステロン）は精子の生産など性機能、筋肉や骨格、毛深さなどの性的特徴、攻撃性などの精神面と、男性の性格に影響。

性ホルモンの前駆体はデヒドロエピアンドステロン（DHEA）。男女ともに性ホルモンの産生に関与。年齢とともに減少。DHEAの摂取で長寿効果。

図 1-17. ヒトケミカルとともに性ホルモンも減少

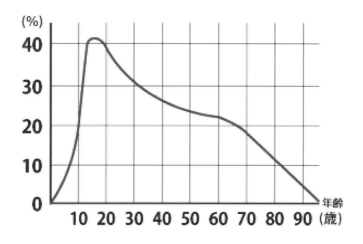

多田富雄『科学新聞』1980より

図 1-18. ヒトケミカルとともに NK 活性値も低下

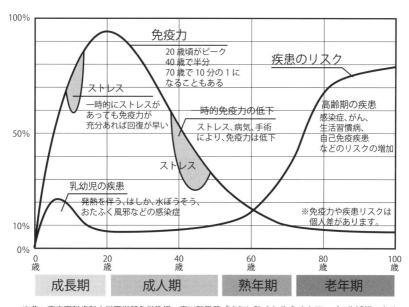

出典：東京医科歯科大学医学部名誉教授　廣川勝昱著「病気に強くなる 免疫力アップの生活術」より

図 1-19. ヒトケミカルとともに免疫力も低下

カラダの機能を調節して健康寿命を延ばす
ヒトケミカルとヒトケミカルの組み合わせ

その1.
CoQ10とL-カルニチンによる脂肪燃焼促進相乗作用

　三大ヒトケミカル（CoQ10、R-αリポ酸、L-カルニチン）は、何れもミトコンドリア内でATP生産に係わっている物質であることが知られています。L-カルニチンは脂肪を、R-αリポ酸は糖を代謝して、ATP生産に必要なアセチルCoAという物質に変

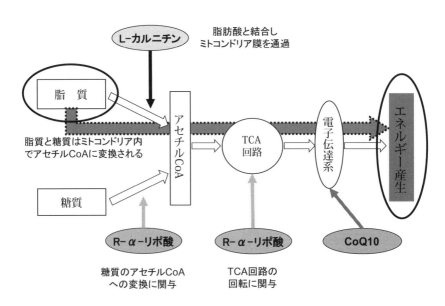

図 2-1.　ミトコンドリアにおけるヒトケミカルのエネルギー産生のための役割
　　　　（L-カルニチンとCoQ10による脂肪からのエネルギー変換 ）

換するために働き、CoQ10はATP生産の最終工程の電子伝達系で働いています。

　ここでは、三大ヒトケミカルの組み合わせによるさまざまな機能の相乗作用に関する報告を紹介していきます。まずは、コエンザイムQ10（CoQ10）とL-カルニチン（LC）による脂肪燃焼促進の相乗作用です。

　CoQ10はユビデカレノンまたは補酵素Q10として知られる高等動物に存在する補酵素Qの1種で、三大ヒトケミカルの一つです。CoQ10は臨床的には狭心症、心不全、虚血性心疾患の症状改善に対して薬理作用が認められています。また、軽度から中等度の鬱血性心不全症の治療薬、高血圧症、歯周病、制がん剤や向精神薬の副作用予防効果、そして、皮膚外用剤としての老化防止効果等も知られています。これらの効能効果は、ミトコンドリア内でブドウ糖や脂肪代謝によるエネルギー産生作用と抗酸化作用に関与していますが、残念ながらCoQ10による体脂肪の減少や体重の減少に対する検討はあまり試みられていません。

　一方、LCも医薬品として認可を受けて胃液、腸液、唾液、胆汁の分泌および腸管運動の亢進がみられる消化機能亢進剤として用いられています。脂質代謝においてミトコンドリアへの脂肪酸の運搬に関与し、脂肪燃焼促進作用の他に疲労回復作用を有することもよく知られています。

　ここでLCとCoQ10を同時に摂取すると、**図2-1**に示すように

23

LCによってミトコンドリア内に移動した脂肪酸からのエネルギー変換がスムーズに進行するものと考えられ、脂肪酸が効率的に代謝されれば、LC単独よりも相乗的な脂肪燃焼促進が起こる可能性があります。

　そこで、峰村らのグループは2003年に、CoQ10とLC摂取による体脂肪率の変化をBMI値と体脂肪率の近い成人女性60名に摂取してもらって検討しています。

　なお、この検討では、CoQ10とLCとともに共役リノール酸の効果も調べていますが、共役リノール酸はヒトケミカルではないのでここでは省略します。

　CoQ10とL-カルニチンを含有するソフトカプセルを用いていますが、これらのカプセルにはそれぞれCoQ10は10mg、LCは222mg含有しています。プラセボ、CoQ10、LC、CoQ10＋LCの4群に分け、各群BMI値および体脂肪率が近い10名の成人女性（年齢20才〜40才）にそれぞれのソフトカプセルを食後に1粒、1日3回摂取してもらっています。そして、試験開始時と3ヵ月後に体重、BMI、および、体脂肪率を測定し、その平均値を算出しています。なお、試験期間中に被験者は、食欲減退、下痢など特に異常を認められていません。

　その結果、CoQ10投与群はプラセボと同様に体脂肪、BMIに変化は観られなく、LC投与群では体脂肪、BMIともに減少傾向が僅かに観察されました。ところが、CoQ10とLCの併用投与群では体脂肪率、BMIともに明らかな低下が認められ、CoQ10

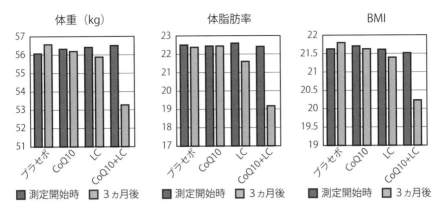

図 2-2. CoQ10とL－カルニチンの相乗的な脂肪燃焼作用

とLCには期待通りの相乗的な脂肪燃焼促進作用のあることが判明しています。

その2.
R-αリポ酸とL-カルニチンによる生活習慣病予防

　三大ヒトケミカルの組み合わせによるさまざまな機能の相乗作用に関する報告を紹介します。L-カルニチン（LC）とR-αリポ酸（RALA）による脂質異常症や高血圧など生活習慣病に対する相乗作用です。

　LCは脂質代謝においてミトコンドリアへの脂肪酸の運搬に関与し、脂肪燃焼促進作用の他に疲労回復作用を有するのですが、ここではそのLCの作用とRALAの抗酸化作用を組み合わせた効果の検証です。

　抗酸化物質として良く知られている物質には、ビタミンＣやビタミンＥなどのビタミン類、アスタキサンチンやセサミンなどのファイトケミカル、そして、CoQ10、RALA、グルタチオンなど人の生体内で生合成されているものもあります。その中でも、RALAの抗酸化作用はビタミンＥの数百倍という検討結果があります。ビタミンE以外のさまざまな抗酸化物質と比較してもその抗酸化能は傑出しています。また、生体内ですでに活性酸素を消去して酸化された（抗酸化能を失った）ビタミンＣやＥ、CoQ10を再生させる能力も持っています。

　また、ビタミンＣやグルタチオンは水溶性抗酸化物質、ビタミンＥやCoQ10は脂溶性抗酸化物質ですが、RALAは水溶性と脂溶性双方を持った両親媒性の抗酸化物質であることが他の抗

酸化物質と異なる特長です。私達、ヒトのカラダは水と脂肪とタンパクから成り立っています。そして、細胞の内外は水で覆われ、細胞の内外の境である細胞膜は脂質で出来ています。よって、細胞内外はビタミンCやグルタチオン、細胞膜はビタミンEやCoQ10が存在して、それぞれ、抗酸化作用を発揮しています。RALAは水と脂肪の双方に溶解するので、私たちのカラダのあらゆる箇所で抗酸化作用を発揮しています。抗酸化物質の権威である南カリフォルニア大学のレスター・パッカー教授はRALAのことを万能抗酸化物質と言っています。

　余談ですが、私は数年前、パッカー教授とお会いし、不安定なRALAがγオリゴ糖で包接すると安定化して体内吸収性が高まるという私の研究を話したところ、画期的な発明だと絶賛してくれました。

　では、LCとRALAによる過酸化脂質の減少と脂質代謝に関する相乗作用についてのカリフォルニア大学の2002年の研究報告を紹介します。

　ちなみに、また余談ですが、この研究報告の著者の一人はブルース・エイムズといって簡単に物質の変異原性を評価するエイムズ試験の考案者として有名で、最近、私の友人のゲーハートと私と共同研究したいとのことで、ゲーハートが私を紹介した人です。今でも元気なのですが今年90歳となります。エイムズの最近の研究はミトコンドリアの老化を起す物質を同定する、特に、脳の老化におけるミトコンドリアの役割と栄養素摂取の効果の検討です。

では、この研究の内容です。若齢ラットと老齢ラットを用い、加齢に伴って脳細胞や肝細胞などさまざまな細胞のミトコンドリアの機能が衰えるところをLCとRALAを併用して投与すると改善される。この研究によってそのことを明らかとした論文です。

　ご存知のようにミトコンドリアはエネルギー生産工場とよく言われますが、このミトコンドリアの膜電位が高ければミトコンドリアへエネルギー源を輸送しやすくエネルギー産生（ATP合成）も進みやすくなります。図2-3に示しますように、老齢ラットは若齢ラットに比べこのミトコンドリア膜電位が50％も低い（a: $p<0.05$）のですが、この老齢ラットにLCとRALAを併用して与えるとそのミトコンドリア膜電位は50％上昇する（b: $p<0.05$）ことが判明しました。

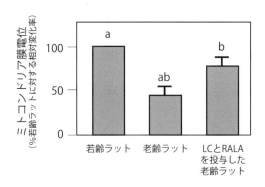

図2-3．　LCとRALAの併用投与によるミトコンドリア膜電位の変化

　マロンジアルデヒド（MDA）は脂質過酸化の評価にバイオマーカーとして利用されていますが、このMDAのGC-MS測定によって肝細胞における脂質過酸化物量を調べています。
　まず、老齢ラットは若齢ラットに比べて脂質過酸化物の蓄積量が多いことが分ります。（$P<0.05$）LC投与群では老齢ラッ

ト、若齢ラット問わず脂質過酸化物の量は上昇するのですが、RALA単独、或いは、RALAとLCを併用投与した群では無投与群に比べ脂質過酸化物量が有意（P<0.05）に減少することが確認されています。

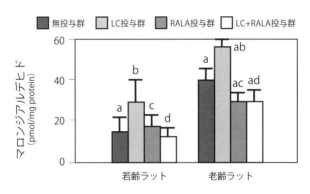

図 2-4. LC と RALA の併用投与による脂質過酸化物の低減作用

　また、この論文では、ラットの歩行活動も測定しています。LCとRALA投与群では、若齢ラットおよび老齢ラットの両方で歩行距離及び歩行時間の増加が確認できています。このことは、LCとRALAの併用投与が加齢に伴う酸化を改善するだけでなく、一般的な代謝に伴う生理活性の改善を引き起こすことを示しています。

　以上のように、脂質代謝に関与するLCと高い抗酸化作用を持つRALAにより過酸化脂質の発生抑制が行なわれていて、LCとRALAが、高齢動物の加齢によるミトコンドリア機能と代謝機能の回復に相乗的に寄与することが判明しました。LDLを減らして糖尿病やがんなどの生活習慣病を予防するためにもLCとRALAの併用摂取がお奨めです。

その3.
自立高齢者と入院高齢者のCoQ10と
L-カルニチンの血中レベルの違い

　その1ではLCとCoQ10を同時に摂取すると、LCによってミトコンドリア内に移動した脂肪酸からのエネルギー変換がスムーズに進行し、その結果、LC単独よりも相乗的な脂肪燃焼促進が起こり、体脂肪率、BMIが有意に減少することが成人女性（年齢歳〜40歳）60名の検討で判明していることを紹介しました。

　ここでは、高齢者を対象として、長期入院高齢者のLCとCoQ10の血中レベルが、自立している高齢者の血中レベルよりも有意に低いことを示し、高齢者にLCとCoQ10の摂取が必要であることを明らかとした論文を紹介します。

　なお、この発表論文は和洋女子大の高橋氏らの研究グループが第35回日本臨床栄養学会総会、第34回日本臨床栄養協会総会、第11回大連合大会（2013年10月＠京都）で発表しNew Diet Therapy Vol.3, No.3, P23-P33に論文化したものです。ここに示しております図はその論文の表から分りやすく改変したものです。

　年々、日本をはじめ先進諸国においては、寿命の延伸に伴って介護を必要とする高齢者の割合が増加しています。この論文では、長期入院高齢者と自立高齢者のLCとCoQ10の血中レベ

ルを比較しており、長期入院高齢者が、タンパク質やエネルギー摂取不足による低栄養状態にあることはこれまでにも指摘されてきていましたが、この論文で、LCやCoQ10の血中レベルも低いことを確認し、高齢者のQOL向上にLCとCoQ10の摂取も必要なことを指摘しています。

　LCは生体内で長鎖脂肪酸のミトコンドリア内への輸送に関わり、脂質代謝を促進し、一方、CoQ10は電子伝達系の補酵素としてエネルギー産生を促しています。どちらも生体内で生合成されているため、必須栄養素とみなされていないことから、一般の栄養指導や献立作成時に考慮されていないことが問題と思われます。

　加齢に伴って、筋肉中のLCやCoQ10のレベルは低下します。LCは羊肉や牛肉に、そして、CoQ10はそれらの肉類や青魚に多く含まれていますが、長期入院高齢者は自立高齢者に比べ、これらの食品を食べる機会が少ないのが問題だと考えられます。さらに、栄養素を経腸栄養剤から摂取する場合はコスト面からLCやCoQ10を含まない製品を利用する場合が多いそうです。そこで、長期入院高齢者を経口栄養摂取群と経腸栄養摂取群に分け、LCとCoQ10の血中レベルを、健康な自立高齢者の値と比較して調べています。

　LCの血中レベルは経口栄養入院群では自立群に対して約73％、そして、予想通り、食事からLCを摂取できない経腸栄養入院群では自立群に対して55％と低い値を示しています。（**図2-5** 左側のグラフ）

31

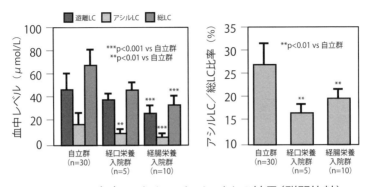

図2-5. 血中L-カルニチンレベルの結果(群間比較)

　脂肪酸は細胞質ではコエンザイムA (CoA) と結合したアシルCoAの状態で存在しています。ミトコンドリア内膜を通過する際にLCと結合し（アシル交換という）アシルカルニチンとなります。総カルニチンに占めるアシルカルニチンの割合においては、自立群が26.1%、経口栄養入院群16.5％、経腸栄養群19.5％で、アシルカルニチンの割合が高い自立高齢者は入院高齢者よりも脂肪酸代謝が活発に行なわれていると考えられます。（**図2-5** 右側のグラフ）

　LCの補給は体脂肪の減少、総筋肉量の増加、及び、精神的疲労や肉体的疲労を改善します。

　CoQ10に関しても、経口栄養入院群における肉類などのタンパク質摂取量が自立群に対して少ないことから、CoQ10の摂取量も少なくなっています。経腸栄養入院群に至っては、CoQ10摂取量は0mgと見積もられます。経口栄養入院群の血中CoQ10レベルは自立群の60％、経腸栄養入院群では自立群に対して47％と低い値を示しています。（**図2-6** 左側のグラフ）

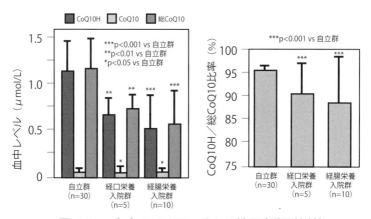

図2-6. 血中CoQ10レベルの結果（群間比較）

　また、還元型CoQ10（CoQ10H）は脂溶性の抗酸化物質で生体膜を酸化ストレスから守る働きを持っていますが、CoQ10Hの総CoQ10に対する割合は自立群が96.4％、経口栄養入院群91.4％、経腸栄養入院群88.3％でした。（**図2-6** 右側のグラフ）長期入院高齢者は自立高齢者に比べて酸化ストレス過多の状態にあることが分ります。そして、自立高齢者はCoQ10の還元能力が高いと考えられます。これは酸化型のCoQ10がエネルギー産生に利用された際に還元型のCoQ10（CoQ10H）に変換されるためで、自立高齢者は十分にエネルギー産生できていることを意味しています。

　LCやCoQ10の補給に伴ってエネルギー産生が出来るようになれば、体脂肪の蓄積を抑えられ、筋肉を増強し保つことが出来るようになると考えられます。
　以上のように、栄養状態の改善とQOL低下の予防という二つの側面から、LCやCoQ10の積極的な摂取は高齢者にとって有効と思われる結果でした。

その4.
CoQ10とRALAの組み合わせによる抗疲労および持久力向上作用、そして、三大ヒトケミカルの組み合わせの総まとめ

　この章では、三大ヒトケミカルの組み合わせによるさまざまな機能の相乗作用に関する報告を紹介してきました。

　その1では、コエンザイムQ10（CoQ10）とL-カルニチン（LC）による脂肪燃焼促進の相乗作用について紹介しました。

　その2では、LCとR-αリポ酸（RALA）による脂質異常症や高血圧など生活習慣病予防に対する相乗作用について紹介しました。

　その3では、高齢者を対象として、長期入院高齢者のLCとCoQ10の血中レベルが自立している高齢者の血中レベルよりも有意に低いことを示し、高齢者にLCとCoQ10の摂取が必要であることを明らかとした論文を紹介しました。

　LCやCoQ10の補給に伴ってエネルギー産生が出来るようになれば、体脂肪の蓄積を抑えられ、筋肉を増強し保つことが出来るようになると考えられ、栄養状態の改善とQOL低下の予防という二つの側面から、LCやCoQ10の積極的な摂取は高齢者にとって有効と思われる結果でした。

　三大ヒトケミカルの残りのCoQ10とRALAの組み合わせはシクロケムグループの研究成果があります。

疲労感を与える物質（疲労原因物質）と
その抑制物質（疲労回復物質）

　人は、激しい運動をすると確かに疲労を感じます。それは、運動のためにたくさんのエネルギーを消費した結果として感じているようです。人は、体の中で食物から摂取した三大栄養素、特に、その中でも、炭水化物（糖）が呼吸から得られる酸素によって炭酸ガスに変換される経路でエネルギーを作り出しています。その過程で、毒性の強い活性酸素が産生されています。通常は、身体が持っている抗酸化システムで、活性酸素は消去されますので問題にはなりません。しかしながら、激しい運動や脳の酷使によって、大量の活性酸素を処理しきれなくなると、生体内の細胞は、活性酸素によって損傷をうけます。そうすると、脳に疲労を伝えるTGFβ（トランスフォーミング増殖因子）という微量生理活性タンパク質（サイトカイン）が増加することが分かっています。TGFβは、神経伝達物質であるセロトニンやノルアドレナリンの代謝に影響を与えて、その結果、脳は疲労を感じることになるようです。つまり、乳酸ではなくTGFβが、疲労原因物質であろうと考えられているわけです。

　さらに、最近では、TGFβは病的な疲労である慢性疲労症候群（Chronic Fatigue Syndrom、以下CFS）の原因物質として捉えられています。CFSは、これまでに健康に生活していた人に原因不明の全身倦怠感や脱力感、うつなどの精神神経症、微熱や頭痛などが起こり、その病状が長期に渡り、健康な社会生活が送れなくなる病態です。

　では、CFSの原因物質であるTGFβの産生を抑制する方法はどのようなものがあるのでしょうか？

疲労の原因であるTGFβの産生は活性酸素の細胞損傷によるものですので、生体内に自らが持っている本来の抗酸化システム（**図2-7**）を増強する必要があること、さらには、加齢によって低下するエネルギー産生能力を高める必要があることが言えます。

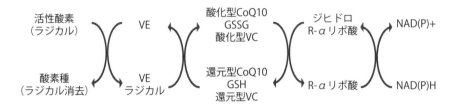

Packer. L., Kraemer. K., Rimbach. G., Nutrition, 17, 888-895 (2001)

図 2-7.　生体内の抗酸化物質ネットワーク

　その点で、抗酸化物質の摂取は有効であることが分かっています。そこで、これまでに見出されているTGFβを抑制する抗酸化物質、及び、エネルギー産生補助作用を有する疲労回復物質を**図2-8**にまとめました。

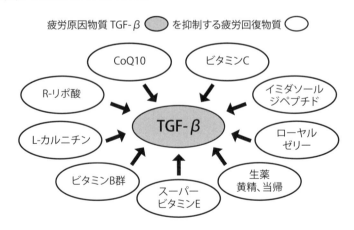

図 2-8.　疲労原因物質 TGF-B を抑制する疲労回復物質

その疲労回復のための最も有力な物質が20歳から体内生産量の減少するCoQ10とRALAです。抗酸化作用とエネルギー産生作用の両作用を持つ物質であり、同時に摂取すると両作用の相乗効果もみられる検討結果が得られています。

　抗酸化作用の相乗効果については、細胞のDNAが活性酸素によって損傷を受けた際に発生する8-OHdGという物質で評価しています。CoQ10とRALAを同時に配合したサプリメントを健常人16名に4週間摂取してもらいました。その結果、尿中の8-OHdG が有意に低下することが確認され、CoQ10とRALAの相乗的な抗酸化作用が示される結果が得られています。(**図2-9**)

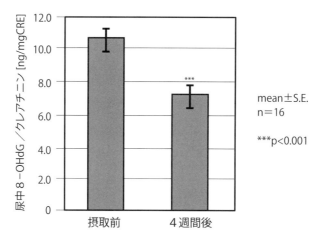

図 2-9. CoQ10-γオリゴ糖包接体とαリポ酸-γオリゴ糖包接体を配合したサプリメントの摂取による尿中8-OHdGの変化

　一方、エネルギー産生作用による疲労回復に対する相乗作用の検証としてはマウス限界遊泳時間の測定を行なっています。21日間、エサにCoQ10とRALAのγオリゴ糖包接体を摂取した

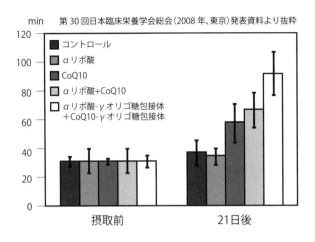

図 2-10. CoQ10 と RALA の併用によるマウス遊泳時間の延長

マウスは限界遊泳時間を3倍に延ばしています。（**図2-10**）

　それでは、三大ヒトケミカルの組み合わせの総まとめです。

　三大ヒトケミカルはそれぞれ、ミトコンドリアにおいてお互い協力し合って細胞内の活性酸素を除去することで、細胞を保護する役目を持つと同時に、栄養素を代謝してエネルギー産生し、細胞を活性化するために働いています。（**図2-11**）

　三大ヒトケミカルを組み合わせて摂取すると、筋肉細胞の活性化によって、筋肉を保護・増強し、体脂肪を減らして基礎代謝力を高めます。また、線維芽細胞を活性化することで、コラーゲンやエラスチンなどのタンパク線維やヒアルロン酸やコンドロイチン硫酸などのプロテオグリカン線維を作ることで、皮膚、血管、軟骨、臓器などの組織を若々しく維持します。さらには、骨芽細胞や破骨細胞の活性化によって、骨粗鬆症の予防

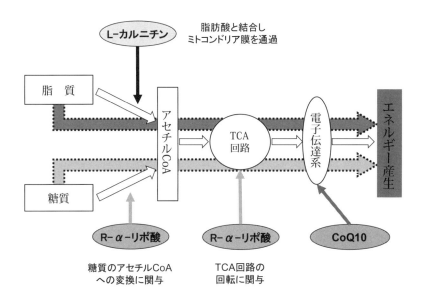

図 2-11. ミトコンドリアにおけるヒトケミカルのエネルギー産生のための役割
　　　（L-カルニチンとCoQ10による脂肪からのエネルギー変換 ▶ ）
　　　（RALAとCoQ10による糖質からのエネルギー変換 ▶ ）

になります。

　このように三大ヒトケミカルは60兆個のさまざまな細胞を活性化することで、アスリートにはスポーツパフォーマンス向上、中高年にはメタボリックシンドローム対策や美容効果など、そして、高齢者にはサルコペニア対策、ロコモティブシンドローム対策、QOL向上などに役立つことが知られています。

　20歳を過ぎたら生体内の三大ヒトケミカルは減少していきます。食事では完全に補えないのでサプリメントで補いましょう。

著者紹介

■寺尾啓二（てらお けいじ）プロフィール
工学博士　専門分野：有機合成化学
　シクロケムグループ（株式会社シクロケム、コサナ、シクロケムバイオ）代表
神戸大学大学院医学研究科客員教授
神戸女子大学健康福祉学部 客員教授
ラジオNIKKEI 健康ネットワーク　パーソナリティ
http://www.radionikkei.jp/kenkounet/
ブログ　まめ知識（健康編　化学編）
http://blog.livedoor.jp/cyclochem02/

1986年、京都大学大学院工学研究科博士課程修了。京都大学工学博士
号取得。専門は有機合成化学。ドイツワッカーケミー社ミュンヘン本社、
ワッカーケミカルズイーストアジア株式会社勤務を経て、2002年、株
式会社シクロケム設立。中央大学講師、東京農工大学客員教授、神戸大
学大学院医学研究科 客員教授（現任）、神戸女子大学健康福祉学部 客員
教授（現任）、日本シクロデキストリン学会理事、日本シクロデキスト
リン工業会副会長などを歴任。様々な機能性食品の食品加工研究を行っ
ており、多くの研究機関と共同研究を実施。吸収性や熱などに対する安
定性など様々な生理活性物質の問題点をシクロデキストリンによる包接
技術で解決している。

著書
『食品開発者のためのシクロデキストリン入門』日本食糧新聞社
『化粧品開発とナノテクノロジー』共著CMC出版
『シクロデキストリンの応用技術』監修・共著CMC出版
『超分子サイエンス　〜基礎から材料への展開〜』共著　株式会社エス・
ティー・エヌ
『機能性食品・サプリメント開発のための化学知識』日本食糧新聞社
ほか多数